I0483940

GUÍA DE PRÁCTICA CLÍNICA
SÍNDROME DE TÚNEL CARPIANO

Joaquín Velázquez Velázquez, Carlos Javier Velázquez Velázquez,
José Miguel Martínez-Sahuquillo Márquez, Donaldo Segundo Arteta Arteta,
Carmen Menéndez de León

Publicado por: Internet Medical Publishing

Título Original de la Obra:	Guía de práctica clínica del Síndrome de túnel carpiano
Autores:	Joaquín Velázquez Velázquez
	Carlos Javier Velázquez Velázquez
	José Miguel Martínez-Sahuquillo Márquez
	Donaldo Segundo Arteta Arteta
	Carmen Menéndez de León
ISBN 13:	978-1511528894
ISBN 10:	1511528893
Diseño interiores y portada:	Soledad Buil
	soledad.buil@yahoo.com
Versión editada por:	**Internet Medical Publishing**
	info@imed.pub
	http://imed.pub/
Primera Edición	**2015**

Guía de práctica clínica del Síndrome de túnel carpiano

Joaquín Velázquez Velázquez
Carlos Javier Velázquez Velázquez
José Miguel Martínez-Sahuquillo Márquez
Donaldo Segundo Arteta Arteta
Carmen Menéndez de León

Correspondencia:

joaquinww@hotmail.com

1

Resumen

El síndrome de túnel carpiano es una patología muy frecuente que conlleva una elevada repercusión laboral. Su diagnóstico es clínico y puede ser apoyado por estudios neurofisiológicos. Aunque puede afrontarse con tratamiento no quirúrgico, el destechamiento del retináculo flexor es el *gold standard*. La cirugía puede realizarse bajo anestesia local pura, bloqueos regionales, o asistida por sedación. Además, puede desarrollarse de forma abierta o endoscópica, según preferencias y hábitos. Aunque se trata de una técnica segura, no está exenta de recurrencias y complicaciones, habitualmente por liberación incompleta, iatrogenia o diagnóstico erróneo. Pese a todo, el tratamiento quirúrgico resulta casi siempre en satisfacción del paciente.

Carpal tunnel syndrome is a very common condition that is associated with high employment impact. The diagnosis is clinical and can be supported by neurophysiological studies. Although it can be dealt with nonsurgical treatment, deroofing flexor retinaculum is the gold standard. The surgery can be performed under pure local anesthesia, regional anesthesia or assisted by sedation. Additionally, you can develop open or endoscopic way, according to preferences and habits. Although this is a safe technique, it is not free of recurrences and complications, usually by incomplete release, iatrogenic or misdiagnosis. Nevertheless, surgical treatment is almost always patient satisfaction.

Palabras clave

Carpal Tunnel Syndrome, Median Nerve, Median Neuropathy.

Introducción

Concepto

El síndrome de túnel carpiano (STC) es el cuadro semiológico asociado a la compresión del nervio mediano en la muñeca. Es la neuropatía por atrapamiento más frecuente en el ser humano, encontrando su pico demográfico en mujeres entre la cuarta y la sexta década de la vida. Presenta una incidencia en España del 3% y en Estados Unidos del 5% de la población general, probablemente por la mayor tasa de obesidad. La repercusión económica de la pérdida salarial y productiva, así como los costes terapéuticos hacen de esta patología un importante campo de estudio y asistencia sanitaria. En España está reconocida como enfermedad profesional.

Objetivo:

Esta guía de práctica clínica pretende revisar el camino diagnóstico y el proceso terapéutico de esta enfermedad de una forma organizada y didáctica. Para ello, comenzaremos repasando las bases fisiopatológicas y etiológicas de la enfermedad, aspectos que nos permitirán comprender mejor nuestra actitud ante un paciente con síndrome de túnel carpiano.

Metodología

Elaboramos esta guía de práctica clínica en base al consenso de la opinión de expertos del Hospital Universitario Virgen Macarena de Sevilla y tras una revisión bibliográfica de las publicaciones en los libros y revistas de referencia.

Fisiopatología

¿Existe correlación clínico-patológica?

Sí. Los cambios histopatológicos que aparecen en la compresión nerviosa crónica comienzan con el fallo de la barrera hematoneuronal, seguida de edema endotelial y engrosamiento perineural, que conlleva isquemia a nivel de la microcirculación neuronal. Clínicamente, estos cambios histopatológicos se corresponden con parestesias y una elevación del umbral sensitivo para el tacto estático.

La compresión mantenida y creciente llevará a una desmielinización localizada que progresará a una distribución difusa y finalmente a degeneración axonal. La desmielinización es sucedida por un proceso de remielinización. El estímulo mecánico sobre las células de Schwann provoca su proliferación y unos depósitos más gruesos de mielina. En este punto, el paciente manifestará clínica de debilidad muscular y se objetivará un incremento del umbral de presión para las fibras de adaptación rápida en la exploración vibratoria; sin embargo, permanecerá invariable la discriminación entre dos puntos, medida en milímetros.

¿Por qué el tercer dedo suele ser el primero en afectarse?

En las neuropatías compresivas, los fascículos superficiales sufrirán los primeros cambios. En el caso del síndrome de túnel carpiano precoz, los fascículos superficiales corresponden al tercer y cuarto dedos, por lo que normalmente se afectan antes que los fascículos del primer dedo y del lado radial del segundo. A diferencia de los daños por aplastamiento agudo, la degeneración Walleriana no se aprecia hasta que el atrapamiento nervioso crónico no se halla en estadio avanzado, y sólo entonces se puede observar anestesia y atrofia muscular. Las alteraciones sensitivas del paciente, así como su exploración, evolucionan generalmente de forma paralela a los cambios histopatológicos neuronales.

¿Es importante la comorbilidad del paciente?

Según la teoría del **mecanismo de la doble lesión**, la compresión del nervio a un nivel hará que dicho nervio sea más susceptible de ser dañado a otro nivel, bajo la hipótesis causal del compromiso del flujo axoplásmico. Esto ha sido demostrado experimentalmente en modelos animales de compresión crónica. Clínicamente, se han descrito numerosos ejemplos de compresión en diferentes niveles a lo largo de un mismo nervio, tanto en estudios de discopatía cervical asociada a compresión de nervio mediano (STC y síndrome de pronador) como en la asociación de síndrome de túnel cubital en el codo con la compresión en el canal de Guyón. Asimismo, se ha demostrado una importante relación entre el síndrome de túnel del carpo bilateral y artritis cervical y diabetes.

El concepto de la doble lesión sugiere que la compresión simultánea en dos puntos del nervio, aunque cada una por sí sola no sea causa suficiente de sintomatología, pueden producir la clínica al asociarse. En este sentido, la descompresión de uno de los dos puntos de compresión puede ser suficiente para resolver la sintomatología. La descompresión se comenzará por el punto más distal, puesto que suele ser el más severo y el de menor riesgo quirúrgico. Si no es efectiva, se valorará la descompresión proximal, como en el caso del espacio intervertebral o del plexo braquial.

¿Influye el ejercicio físico sobre el STC?

La **movilidad longitudinal del nervio** es digna de tenerse en cuenta en el proceso fisiopatológico de las neuropatías compresivas. Cierto movimiento a lo largo del eje nervioso es normal y perfectamente tolerable, gracias a los plexos y las inserciones laxas del mesoneuro. Sin embargo, puede producirse daño neuronal si se produce una excesiva o prolongada tracción. Con un estiramiento agudo del 8% de la longitud del nervio se observa bloqueo del flujo venoso de los *vasa nervorum*, y a partir del 15% de estiramiento aparece isquemia. Del mismo modo, pequeños estiramientos repetitivos del tejido neuronal pueden llevar a la disfunción. Se ha descrito un desplazamiento limitado del nervio mediano en pacientes con síndrome de túnel carpiano. Parece ser debido al efecto de la compresión nerviosa, que al provocar engrosamiento del tejido conectivo y de la sinovial, produce así una disminución de la movilidad neuronal y aumenta el consecuente daño por la movilidad articular.

Del mismo modo que la flexión del codo aumenta la presión en el túnel cubital, comprometiendo el nervio cubital, se acepta que la muñeca en posición de moderada **flexión** o extensión puede incrementar la presión dentro del túnel carpiano, y se piensa que esto contribuye al síndrome.

Etiología

¿Por qué aparece el STC?

El síndrome de túnel carpiano es más frecuente en mujeres. La predisposición genética no es conocida. La mayoría de los casos de síndromes de túnel carpiano no muestran una etiología subyacente identificable. El estudio histológico de los casos **idiopáticos** encuentra un tejido tenosinovial edematoso, con engrosamiento fibroso y mínima inflamación, especialmente en el punto de mayor compresión, 1 o 2 cm distal al pliegue distal de la muñeca, donde el ligamento carpiano es más grueso.

También se encuentran casos donde el incremento de presión en el túnel carpiano se debe a una causa **estructural**, como una arteria mediana persistente, un ganglión, un hemangioma o un origen proximal de lumbricales.

Enfermedades **sistémicas** como fallo renal, enfermedad tiroidea, artritis reumática, diabetes mellitus, obesidad o la ingesta de alcohol predisponen al STC. Estudios indican que el tabaquismo no aumenta la incidencia del STC. Hasta el 45% de las embarazadas puede padecerlo durante el tercer trimestre, aunque normalmente se resuelve tras el parto. Entre los pacientes pediátricos, puede aparecer a causa de una mucopolisacaridosis.

El STC, ¿es una enfermedad profesional?

Hasta la fecha, la única **ocupación** con fuerte evidencia de relación causal con STC es el manejo de herramientas vibratorias. Sin embargo, no existe soporte científico suficiente que avale ninguna otra actividad laboral en la etiología del STC, como por ejemplo la mecanografía. A pesar de todo, el síndrome de túnel carpiano es considerado enfermedad profesional en España.

Diagnóstico

¿Cómo se diagnostica un STC?

El diagnóstico del STC es clínico, basado en una combinación de síntomas característicos y hallazgos físicos típicos, por lo que una exhaustiva historia clínica y examen físico es su fundamento. El paciente referirá dolor de predominio nocturno, entumecimiento y hormigueo del territorio de distribución del nervio mediano en la mano (primero, segundo, tercero, y lado radial del cuarto dedo). Al profundizar en la **anamnesis**, encontraremos que el primer síntoma suele ser la parestesia, que suele asociarse a adormecimiento y tumefacción. Las parestesias son habitualmente desencadenadas por actividades que conlleven la flexión o extensión mantenida de la muñeca. Los pacientes pueden describir el dolor en la eminencia tenar, llegando a despertar por la noche, cuando se hace más intenso. En las compresiones severas habrá debilidad, e incluso atrofia del abductor corto y del oponente del pulgar. Agitar o apretar las manos aliviará los síntomas. La bilateralidad es frecuente y los síntomas pueden extenderse a proximal o a los dedos cubitales.

¿Qué exploraciones podemos hacer para evaluar la sensibilidad?

Para realizar una **exploración sensitiva**, debemos saber que hay diferentes tipos de receptores sensitivos en la piel de la mano. Los receptores de adaptación lenta (complejo táctil de Merkel y órganos terminales de Ruffini) responden al tacto estático, y se evalúan con los umbrales de presión cutánea. Los receptores de adaptación rápida (corpúsculos de Meissner y Pacini) responden al tacto de movimiento, y se evalúan con los umbrales de vibración.

Tacto de movimiento suave: se evalúa con la prueba del 10, que se realiza aplicando con el dedo del explorador un estímulo táctil en la misma área de ambas manos del paciente, y se le pide que califique las sensaciones en una escala de 0 a 10, para comparar ambas manos. Esta prueba es la más sensible, en comparación con la de los monofilamentos (umbral de presión cutánea) y con la de discriminación de dos puntos, que se exponen a continuación. Sin embargo, en caso de bilateralidad, puede prestarse a enmascaramiento.

Umbral de presión cutánea: se mide con el test de los monofilamentos de Semmes-Weinstein, que aplica la presión con cada filamento de nylon de calibre sucesivamente mayor hasta que el filamento se dobla, el monofilamento más fino que el paciente puede percibir será el umbral de presión. Este estudio en pacientes normales ofrece variabilidad de umbral al repetir la prueba, pero aun así se ha demostrado que es sensible en la exploración del STC, de hecho es más sensible que la medida de la discriminación de dos puntos que se expone a continuación.

Discriminación de dos puntos: la discriminación táctil refleja el número de receptores sensitivos inervados y se explora con la prueba de discriminación de dos puntos estática y en movimiento. Los cambios en la densidad de inervación del receptor sensitivo aparecen en los estadios más avanzados de la compresión nerviosa crónica, por eso no es una prueba muy sensible para pacientes con compresiones nerviosas crónicas leves.

Umbral de vibración: para su medida se aplica un diapasón en el pulpejo del dedo afectado y en el contralateral, pidiendo al paciente que compare los estímulos. En la compresión nerviosa existe la teoría de que las percepciones de las frecuencias más altas se afectan más precozmente. Sin embargo, no se ha encontrado que el medidor de frecuencia simple ni el de frecuencias múltiples sean de utilidad para medir la patología del nervio mediano, por lo que el umbral de vibración no es una magnitud útil para este tipo de pacientes.

¿Cómo explorar la actividad motora?

También pueden realizarse la exploración manual de la **fuerza** del abductor corto del pulgar, la medida de la fuerza de prensión o de la fuerza de pellizco. La atrofia de la eminencia tenar tiene un alto valor predictivo en STC, pero rara vez se puede observar.

¿Podemos desenmascarar la clínica?

Podemos practicar **pruebas de provocación** como las que siguen. El signo de Tinel se provoca mediante la percusión sobre el nervio mediano a nivel del túnel carpiano, siendo positivo si el paciente manifiesta un calambre en el recorrido del nervio mediano. La baja especificidad y sensibilidad del signo puede deberse a la alta variabilidad intra e interexplorador en el acto de provocación. El test de Phalen se realiza mediante la colocación del codo en la mesa y flexionando la muñeca durante 60 segundos. Será positivo si el paciente refiere parestesias en el recorrido del nervio mediano. El test de Durkan se lleva a cabo con una compresión directa del nervio mediano a nivel del túnel carpiano durante 30 segundos. Es positivo cuando el paciente refiere adormecimiento u hormigueo en al menos uno de los dedos radiales. También son útiles otros como el test de Phalen invertido y el test del torniquete.

Las pruebas de provocación con presión para evaluar el nervio mediano en el túnel carpiano pueden realizarse colocando la muñeca tanto en flexión como en extensión y aplicar entonces presión digital justo proximal al túnel del carpo. En pacientes con movilidad limitada de la muñeca, la prueba de provocación con presión puede realizarse con la muñeca en posición neutra.

No se ha identificado de forma sólida ningún test para diagnosticar el STC; sin embargo, el test de Durkan realizado con un dispositivo de presión calibrada muestra la más alta sensibilidad (89%) y especificidad (96%). La Academia Americana de Cirujanos Ortopédicos (AAOS) revisó la literatura y desarrolló recomendaciones para el diagnóstico del STC, pero la mayoría de ellas adolecían de un alto nivel de evidencia.

¿Debemos diferenciar otra afectación nerviosa o músculo-esquelética en miembro superior?

Ante un posible STC, debemos realizar una **exploración completa**. Para explorar el nervio mediano en el antebrazo, lo colocaremos en supinación completa con el codo en extensión y aplicaremos presión digital al nervio en la región del músculo pronador redondo. En el caso de la exploración del nervio cubital, colocaremos el codo en flexión completa con el antebrazo en rotación neutra y la muñeca en neutro, para realizar presión digital en el nervio cubital justo proximal al túnel cubital. El nervio radial se explora con la muñeca en flexión y desviación cubital y el antebrazo en prono. También exploraremos la compresión del plexo braquial en el desfiladero torácico valorando si el paciente refiere los síntomas al elevar ambos brazos sobre la cabeza. El pinzamiento de una raíz nerviosa cervical se evalúa clínicamente con la prueba de Spurling, de muy baja sensibilidad (30%) pero sensibilidad de 93%, en la que se busca hormigueo en el brazo al realizar compresión axial sobre la cabeza con el cuello en ligera extensión y flexión lateral hacia cada lado.

Las neuropatías compresivas del miembro superior producen síntomas de parestesia y adormecimiento. Sin embargo, los síntomas de dolor y fatiga del brazo están más asociados al desequilibrio muscular.

¿Tiene limitaciones el diagnóstico clínico?

Los pacientes con síndromes de atrapamiento nervioso pueden presentar muy diversos síntomas dependiendo de la localización y el grado de compresión, así como de factores sistémicos. Muchas veces se ha intentado estandarizar el proceso diagnóstico de acuerdo a tales síntomas. Con este objetivo, se han creado grupos de consenso que establezcan la lista definitiva de síntomas para el diagnóstico de STC. Los test de provocación o los de exploración sensitiva, antes descritos, son útiles en el diagnóstico del STC y otras neuropatías compresivas; sin embargo, el valor predictivo positivo de cada uno de esos tests por sí solo es bajo. Por ello, cuando el cuadro ofrece dudas diagnósticas debido a una presentación atípica o a la comorbilidad del paciente, los criterios clínicos y los tests de provocación se deben combinar con los estudios neurofisiológicos para confirmar el diagnóstico. Además de en estos casos, la sensibilidad y especificidad de algunas de estas técnicas, la rapidez de su ejecución y su economía apoyan su utilización en una gran parte de estos pacientes.

¿Qué puede aportar la neurofisiología clínica al diagnóstico del STC?

La **prueba electrodiagnóstica** más usada para la sospecha de atrapamiento del nervio mediano en el túnel del carpo es el electroneurograma, es decir, el estudio de las conducciones nerviosas. Solo ocasionalmente se realiza electromiograma, que es el estudio de la actividad del músculo. Para el estudio de conducción nerviosa se estimula el nervio periférico, registrándose por medio de electrodos las respuestas motoras en el músculo y las sensitivas sobre el trayecto del nervio. El estudio de conducción nerviosa incluye varios parámetros: la amplitud, que representa el tamaño de la respuesta expresado en mili o microvoltios, según sea un potencial motor o sensitivo y es proporcional al número de axones despolarizados en el nervio. La latencia en milisegundos, es el tiempo de aparición de la respuesta tras la aplicación del estímulo. La velocidad de conducción, se calcula dividiendo la distancia que separa el estimulador del electrodo de registro entre el tiempo de latencia, y se expresa en metros por segundo.

Para el estudio de los nervios sensitivos, el electrodo de registro se coloca en la región con inervación sensitiva dependiente de los mismos, en el caso de mediano, los dedos 1, 2, 3 y 4; para así recoger el potencial de acción sensitivo de nervio (SNAP). Para el estudio de los nervios motores, el electrodo de registro se coloca sobre el vientre muscular, midiendo un potencial de acción motor compuesto (CMAP), que en el caso de mediano sería el de abductor corto del pulgar.

En el caso de sospecha de síndrome del túnel carpiano, se realizarán conducciones motoras y sensitivas, con distinto grado de recomendación.

De forma resumida, diremos que los estudios de conducción motora tendrán en cuenta básicamente los valores absolutos de mediano y los derivados de la comparación con cubital y los de conducción sensitiva, los valores absolutos de mediano, los de la comparación con radial y cubital y los estudios segmentarios.

Siguiendo las Recomendaciones de la AAEM (American Association of Electrodiagnostic Medicine) , las técnicas a emplear en casos de sospecha de síndrome del túnel del carpo serían las siguientes:

1. Conducción sensitiva de nervio mediano, muñeca a dedo 2, 3 o 4, con una distancia de 14 cm. Si está alterada, compararla con la de otro nervio sensitivo adyacente de la extremidad sintomática

2. Si la velocidad de conducción sensitiva de nervio mediano a través de la muñeca es normal para una distancia superior a 8 cm., se recomienda:

   a. Conducción sensitiva o mixta de mediano a través de la muñeca en un tramo de 7-8 cm. y compararla con la conducción sensitiva de cubital a través del mismo, o

   b. Comparación de la conducción sensitiva de mediano a través de la muñeca con las conducciones sensitivas de cubital a dedo 4 o de radial a dedo 1 de la misma extremidad, o

   c. Comparación de la conducción sensitiva o mixta de nervio mediano a través del túnel del carpo con la sensitiva o mixta de un tramo proximal (antebrazo) o distal (dedo) del mismo nervio.

3. Estudio de conducción motora de nervio mediano registrando en eminencia tenar y de otro nervio de la misma extremidad sintomática

Otros estudios suplementarios de conducciones nerviosas incluirían: El test de comparación de latencia distal motora de mediano a primer lumbrical y latencia distal motora de cubital a segundo interóseo dorsal, conducción motora de nervio mediano entre muñeca y palma,…

Otras técnicas de menor sensibilidad y especificad: la onda F de mediano y la respuesta simpático-cutánea.

El Electromiograma de músculos de eminencia tenar dependientes de nervio mediano, en concreto de abductor corto del pulgar del lado sintomático es una técnica opcional, habitualmente reservada a casos intensos donde se objetiva: patrón de reclutamiento reducido, potenciales de unidad motora (PUMs) de duración y amplitud aumentadas y presencia de actividad espontánea de denervación (fibrilaciones y ondas positivas).

En ocasiones, se realiza para diagnóstico diferencial con otros procesos, como una radiculopatía cervical.

Aunque hay una gran variabilidad en la sensibilidad y especificidad de las distintas técnicas descritas, hay que tener muy en cuenta las siguientes, habitualmente las empleadas en nuestro ámbito:

- Comparación entre las conducciones sensitivas de mediano y cubital a dedo 4, con una sensibilidad de 0,85 y una especificidad de 0,97.
- Conducciones sensitiva y mixta de mediano entre muñeca y palma, con sensibilidad de 0,74 y 0,97 de especificidad.
- Comparación de conducción sensitiva a dedo 1 de mediano y radial, con sensibilidad de 0,65 y 0,99 de especificidad.
- Latencia distal motora de mediano, con 0,63 y 0,98 para los citados valores.

En relación a su intensidad, Luca Padua (1999) hace una clasificación del STC en 6 grupos, dependiendo de los hallazgos neurofisiológicos:

• Muy intenso: Ausencia de respuestas motora y sensitiva.
• Intenso: Ausencia de respuesta sensitiva y alteración de la latencia distal motora.
• Moderado: Conducción sensitiva muñeca-dedo alterada y aumento de la latencia distal motora.
• Discreto: Alteración de la conducción sensitiva muñeca-dedo y normalidad de la latencia distal motora.
• Incipiente: Alteración sólo de los tests segmentarios y de los tests comparativos.

• Negativo: Hallazgos normales en todos los tests.

Durante los primeros estadios de la compresión nerviosa crónica, se observa un incremento de la latencia y un descenso de la velocidad de conducción nerviosa, que corresponden al patrón de desmielinización focal, con escasa afectación de los CMAP y los SNAP. Con el tiempo, al aparecer el daño axonal en el lugar de la compresión decrece la amplitud de las respuestas, primero en los SNAP y luego en los CMAP. Conforme aparece una mayor pérdida axonal, el electromiograma muestra presencia de actividad espontánea de denervación y una reducción del patrón interferencial. Tras la descompresión, se da una remielinización y los parámetros de las conducciones nerviosas habitualmente vuelven a valores normales.

¿Ofrecen limitaciones también los estudios neurofisiológicos?

Sin embargo, los estudios electrodiagnósticos también presentan limitaciones. Como hemos mencionado, la conducción nerviosa sólo evalúa las grandes fibras mielínicas; es decir, los axones motores y los sensitivos que transmiten vibración y tacto leve, pero no los más pequeños que conducen las sensaciones de dolor y temperatura. La latencia refleja la conducción de las fibras mielínicas mejor que las fibras afectadas de forma más severa, por lo que puede registrarse una latencia normal aunque haya muchas fibras nerviosas ya afectadas. En una neuropatía compresiva, las fibras amielínicas (p. ej. dolor y parestesias) sufren los primeros cambios, que no pueden ser evaluadas por los estudios electrodiagnósticos. Los cambios dinámicos en el flujo sanguíneo, que son difíciles de detectar, pueden dar alteraciones intermitentes en la función del nervio periférico. La localización excesivamente proximal o distal de la lesión nerviosa, también dificulta la exploración. Además, ésta puede ser menos fiable cuando encontramos más de un nivel de lesión o en caso de polineuropatía sistémica. Los cambios en el tejido conectivo, que distinguirían una lesión de segundo grado de otra de tercero, no se evalúan en estos estudios. La planificación cronológica de los estudios de conducción nerviosa también influye en su utilidad, ya que incluso una sección completa del nervio puede no detectarse entre 2 a 6 semanas tras la lesión. Aunque ofrecen valores cuantitativos, los estudios electrodiagnósticos son muy operador-dependientes, y varían según la experiencia del examinador.

¿Cómo interpretar un estudio neurofisiológico de STC?

El síndrome de túnel carpiano se diagnostica fundamentalmente con la clínica, siendo complementario el papel de las pruebas de electrodiagnóstico y los estudios de imagen. Como punto débil, estos estudios tienen una baja capacidad predictiva de la severidad clínica o de la discapacidad funcional. Sin embargo, las pruebas neurofisiológicas son útiles para el diagnóstico diferencial descartando otra patología, para el seguimiento de la respuesta al tratamiento en casos complicados, o para la elaboración del diagnóstico en los casos que el paciente ofrezca dificultades para la anamnesis.

Los estudios neurofisiológicos nos dan información sobre:

- La fisiopatología: si la afectación es desmielinizante, si hay participación axonal o presencia de bloqueos de conducción.
- El tipo de fibra afectada, sensitiva y/o motora.
- Severidad del proceso.

Si los estudios de conducción nerviosa son positivos, lo más probable es que el STC que padece el paciente responda a tratamiento quirúrgico, especialmente si los hallazgos son severos. Más aun, incluso si los estudios de conducción nerviosa son negativos, la cirugía puede resultar de ayuda, especialmente si el paciente presenta una clínica típica de adormecimiento nocturno o asociado a la flexión prolongada de la muñeca.

En 2010 un panel multidisciplinar de 11 expertos en STC planteó la necesidad de establecer medidas que determinen si la cirugía es necesaria (los beneficios superan los riesgos), inapropiada (los riesgos superan los beneficios) u opcional. Para ello definieron grupos incorporando una serie de datos clínicos, entre los que se incluían los resultados de las pruebas neurofisiológicas para definir esta indicación.

Podemos decir que las técnicas de electrodiagnóstico son objetivas y cuantitativas y se les reconoce una alta sensibilidad y especificidad para valorar la función del nervio en pacientes con STC. De ahí, el progresivo incremento de su utilización en las últimas décadas como una importante referencia para las intervenciones quirúrgicas. Los actuales estudios neurofisiológicos tienen una sensibilidad y especificidad cercanas al 95% en poblaciones clínicas, frente a los tests más antiguos, con una mayor proporción de falsos positivos.

Con las limitaciones que puedan tener, las técnicas de electrodiagnóstico constituyen una herramienta útil que hay que entender como una prolongación de la historia y la exploración clínica para el buen diagnóstico del síndrome del túnel carpiano.

¿Qué utilidad ofrecen hoy por hoy las pruebas de imagen?

En cuanto a las **pruebas de imagen**, la radiografía convencional no aporta gran beneficio; salvo que se busque signo de traumatismo carpiano previo, que puede corresponderse con la etiología, o una hernia cervical, que sugiera una compresión proximal. La exploración ecográfica del recorrido del nervio mediano parece que ofrecerá utilidad en el futuro por su correlación con la clínica, pero aún debe ser avalada por protocolos de validación. La resonancia magnética nuclear también puede resultar de utilidad.

Anatomía

Importancia anatómica, ¿cómo evitar sorpresas ante las variantes?

Los límites anatómicos del túnel carpiano están definidos dorsalmente por los huesos del carpo, y hacia volar por el ligamento transverso del carpo (retináculo flexor), que se extiende desde el ganchoso y piramidal en el lado cubital hasta el escafoides y trapecio en el lado radial. El nervio mediano y los tendones flexores (tendones del flexor largo del pulgar, de los cuatro flexores superficiales de los dedos y de los cuatro flexores profundos de los dedos) cruzan a través del túnel carpiano.

El punto más estrecho del túnel carpiano está aproximadamente a 2 cm de su límite proximal, y corresponde al lugar de mayores cambios histológicos en el nervio en pacientes con síndrome de túnel carpiano. El nervio mediano descansa justo bajo el retináculo flexor, siendo por tanto la estructura más superficial en el túnel carpiano. El nervio mediano puede dividirse en el antebrazo o tras atravesar el túnel carpiano. Ambas presentaciones pueden estar asociadas con la persistencia de una arteria mediana.

En el extremo distal del retináculo, el nervio mediano emite la rama recurrente motora para inervar la musculatura de la eminencia tenar (al músculo abductor corto del pulgar, la porción superficial del flexor corto del pulgar, y el oponente del pulgar) y después se divide en los nervios digitales que dan la sensibilidad al primero, segundo, tercero y mitad radial del cuarto. Normalmente, la rama recurrente motora tiene una salida del nervio mediano extraligamentosa, es decir, distal al ligamento trasverso del carpo (46 a 90%). Con menos frecuencia, la rama motora se origina subligamentosa, bajo el ligamento trasverso del carpo (31%); o transligamentosa, perforando el ligamento (23%). Se ha descrito casos con la salida de la rama recurrente motora desde la cara cubital del nervio mediano. Igualmente, una variante inusual en la que un compartimento separado dentro del túnel carpiano contenía la mitad de un nervio mediano bífido.

También se han publicado variantes en el patrón de ramificación de la rama cutánea palmar del nervio mediano. Habitualmente es emitida desde la cara radial del nervio mediano 5 o 6 cm proximal al pliegue distal de la muñeca. También se ha publicado su salida a través del tendón palmar menor proximal a la fascia palmar y también a través de la fascia antebraquial proximal al pliegue de la muñeca.

Para evitar lesionar estos patrones de ramificación anómalos durante el abordaje quirúrgico al nervio mediano, se recomienda una incisión cubital al eje de flexión del cuarto dedo.

Tratamiento

¿Qué recomendaciones conocemos ya?

Encontramos una serie de recomendaciones en la guía de práctica clínica para el tratamiento del síndrome de túnel carpiano de la Academia Americana de Cirujanos Ortopédicos, que se detallan a continuación:

1. El tratamiento no quirúrgico es una opción para el STC temprano. La cirugía es una opción cuando hay evidencia de denervación del mediano.

2. Tras el fracaso terapéutico durante 2 a 7 semanas del tratamiento no quirúrgico inicial, se recomienda un segundo tratamiento no quirúrgico o el tratamiento quirúrgico.

3. No hay evidencia que sustente la recomendación de un tratamiento específico del STC asociado a diabetes, radiculopatía cervical, hipotiroidismo, polineuropatía, embarazo, artritis reumatoide o etiología laboral.

4a. La infiltración local de corticoides o la ferulización se recomienda antes del tratamiento quirúrgico.

4b. Los corticoides orales y los ultrasonidos son sólo opciones alternativas de tratamiento.

4c. La liberación del túnel carpiano se recomienda para el tratamiento del STC con nivel de evidencia I.

4d. No existe evidencia que sustente el uso de la termoterapia en el STC.

4e. No se recomiendan otras modalidades de tratamiento no quirúrgico del STC.

5. El tratamiento quirúrgico con apertura completa del retináculo flexor está recomendado, independientemente de la técnica utilizada.

6. La conservación de nervios cutáneos, la epineurotomía, el alargamiento del retináculo flexor, la neurolisis interna, la tenosinovectomía y la conservación de la bursa cubital no se recomiendan en la cirugía del STC.

7. El uso preoperatorio de antibiótico es una opción que debe decidir el cirujano.

8. No se recomienda la inmovilización de la muñeca en el postoperatorio tras la liberación rutinaria del túnel carpiano, sino que se recomienda la rehabilitación postoperatoria.

9. Se sugiere que, en el desarrollo de los estudios de investigación, los médicos pasen uno o más cuestionarios a los pacientes para analizar el resultado tras el tratamiento del STC.

¿Es efectivo el tratamiento no quirúrgico?

La **ferulización** ha demostrado ser efectiva frente a la ausencia de tratamiento en la resolución de síntomas a los 3 meses. Las férulas son más efectivas en posición neutra de la muñeca, aunque la posición funcional de la muñeca sea de 30° en extensión. Esto es porque la presión en el túnel carpiano aumenta ante la flexión o la extensión de la muñeca, al tiempo que disminuye en posición neutra de la misma. Sin embargo, no se ha encontrado diferencia entre el uso continuo o sólo nocturno de la férula, por lo que debido a la limitación que ofrece de la actividad diaria normal, se recomienda usar sólo durante la noche. Los pacientes con una buena respuesta a la ferulización en la resolución de sus síntomas son buenos candidatos para la liberación quirúrgica del túnel carpiano.

La infiltración local de **corticoides** también aporta beneficios clínicos frente a la ausencia de tratamiento (placebo) al mes de la inyección. La asociación con una férula de muñeca ofrece mejores resultados de la corticoterapia, al menos en un seguimiento de los primeros 6 meses. La administración sistémica aporta mejoría también, pero conlleva riesgos salvables con la corticoterapia local. Las inyecciones locales tampoco están libres de riesgo, como la lesión directa al nervio mediano. El tratamiento con dos infiltraciones no aporta beneficios frente a una sola; por lo que a pesar del alivio temporal de los síntomas en algunos pacientes, no está indicado su uso de forma rutinaria. La mejoría producida por la infiltración de corticoides es, al igual que la conseguida con la ferulización, un buen factor pronóstico para una exitosa liberación quirúrgica del STC. Sin embargo, la corticoterapia no mejora los parámetros neurofisiológicos a los 12 meses de evolución posterapéutica, a diferencia de la liberación quirúrgica del túnel carpiano.

También se ha demostrado que los **ejercicios** de estiramiento y deslizamiento del nervio consiguen una mejoría de la función del nervio mediano y un alivio sintomático, a veces suficiente para evitar la cirugía.

Se ha estudiado la **vitamina B6** como tratamiento no quirúrgico en el síndrome de túnel carpiano, resultando de eficacia limitada.

¿Cuál es la indicación de tratamiento quirúrgico?

La primera apertura del túnel carpiano publicada fue realizada en 1924 por Herbert Galloway. La cirugía es el tratamiento de elección tras el fracaso del tratamiento no quirúrgico, o directamente cuando se presenta una denervación avanzada del abductor corto del pulgar o de la sensibilidad. En cualquier caso, es el tratamiento **más efectivo** y por lo tanto, en muchas ocasiones, el primero que se lleva a cabo directamente tras el empleo de analgésicos. Se ha demostrado que la descompresión quirúrgica del nervio mediano en el túnel carpiano también tiene un efecto beneficioso en los síntomas de compresión del nervio cubital en el canal de Guyón.

¿Cómo preparar la cirugía?

La liberación del STC puede llevarse a cabo de forma **abierta o endoscópica**, siendo la técnica abierta la más frecuente. Ambas pueden llevarse a cabo bajo anestesia general, regional intravenosa (bloqueo de Bier), regional troncular mediante bloqueo de plexo axilar, o local. Según la preferencia del cirujano, la intervención se realizará bajo isquemia regional o no. En los pacientes obesos, puede colocarse el manguito en el antebrazo.

La intervención mediante **anestesia** sólo local y sin isquemia regional resulta segura y eficiente en manos de los cirujanos expertos, que abogan por esta metodología en sus publicaciones. Sin embargo, siempre podemos recurrir a la cirugía mayor ambulatoria, asociando sedación a la anestesia local, para así garantizar mayor tranquilidad y bienestar al paciente y, de igual modo, permitirnos el empleo de isquemia regional para mayor seguridad y comodidad del cirujano.

En cualquier caso, la infiltración local debe ser cuidadosa para evitar el dolor en un paciente despierto o para minimizar los requerimientos farmacéuticos en la sedación. Emplearemos 10 a 20 ml de lidocaína al 1%, asociada a epinefrina al 1:100.000. El nervio mediano discurre anatómicamente entre los tendones del palmar largo y del flexor radial del carpo. Iniciaremos la infiltración inmediatamente proximal al pliegue distal de la muñeca, y cubital al tendón del palmar largo, fácilmente identificable si el paciente lleva a cabo la oposición del primer y quinto dedos acompañado de una ligera flexión de la muñeca. Este punto suele coincidir con la prolongación proximal de la línea de incisión y evita dañar el nervio mediano. Téngase en cuenta que la inducción de parestesia, que indicaría al cirujano la exacta localización del nervio mediano, está contraindicada, puesto que la aguja puede dañar los fascículos nerviosos.

Para evitar el dolor en lo posible, masajearemos previamente la zona, la introducción de la aguja a través de la piel será todo lo rápido que nos permita mantener el control de su trayectoria y profundidad, y la infiltración del líquido anestésico muy lenta. Debemos infiltrar formando un habón inicial y hacer progresar lentamente la zona tumescente, sin pasar de la zona anestesiada con la punta de la aguja. Infiltraremos los planos superficial y profundo a la fascia palmar. Por la palidez, efecto de la adrenalina, será fácil diferenciar la zona de difusión del anestésico.

¿Cómo realizar la liberación abierta?

En la técnica de liberación **abierta**, realizaremos una incisión de 3 cm en la línea de flexión del cuarto dedo, paralela en cubital al pliegue tenar, finalizando unos milímetros distales al pliegue distal de la muñeca. De este modo, evitaremos dañar las ramas recurrente motora y cutánea palmar del nervio mediano, ésta última localizada en el pliegue tenar. Se identificará y protegerá una rama cutánea proveniente del nervio cubital, que atraviesa la porción distal de la incisión en el 15% de las ocasiones. Con ayuda de separadores de Senn y de la disección roma con una gasa o torunda, alcanzaremos el plano profundo al tejido celular subcutáneo, e incidiremos longitudinalmente en la fascia palmar, prolongación del tendón del palmar largo. Del igual modo, disecaremos la grasa que separa la fascia palmar del ligamento transverso del carpo, accediendo al mismo para realizar una pequeña incisión longitudinal que permita visualizar el nervio mediano. En este punto podremos introducir una sonda acanalada hacia proximal, y con un bisturí del número 15 abrir el ligamento transverso del carpo, pasando 1 cm hacia proximal del pliegue distal de la muñeca. Igualmente, se colocará la sonda acanalada hacia distal liberando todo el ligamento transverso del carpo hasta la almohadilla grasa, con cuidado de no seccionar la arcada arterial superficial. En tal caso de no conseguir una satisfactoria apertura del ligamento transverso del carpo, especialmente en su extremo proximal, podemos utilizar unas tijeras de tenotomía para finalizar la liberación. Finalmente, se realiza el cierre de la herida mediante sutura según la preferencia del cirujano. Podemos emplear puntos percutáneos colchoneros o simples, con monofilamento irreabsorbible o reabsorbible, de 4-0 o 5-0. También se puede cerrar con puntos sueltos dérmicos de trenzado o monofilamento reabsorbible de 4-0 o 5-0.

Se colocará un vendaje almohadillado que proteja la mano de golpes y de movimientos excesivos, con la muñeca en posición neutra, sin comprimir en demasía. El paciente quedará ingresado hasta que pase el efecto de la sedación, en su caso, que normalmente corresponde a 1 o 2 horas. Se recomienda al paciente mantener la mano elevada y mover los dedos para evitar el edema o la hemorragia, e igualmente beneficiará la rehabilitación postoperatoria. Para la elevación de la mano, un pañuelo al cuello suele ser más eficaz que un cabestrillo, porque permite colocar la mano a una altura superior. Durante el sueño, el paciente tratará de mantener la mano sobre el cuerpo, pero esto no debe suponer intranquilidad, dándose libertad para el descanso en la postura más cómoda. El tratamiento analgésico suele ser suficiente durante una semana con la combinación de dos drogas del primer escalón, según la comorbilidad o preferencia del paciente se prescribirá por ejemplo ibuprofeno, metamizol o paracetamol. Se levantará el vendaje transcurridos 2 a 4 días de la cirugía, volviendo a colocar un apósito que proteja la herida. El paciente mantendrá la mano en reposo, retirándose los puntos en 2 semanas. Algunos cirujanos siguen siendo partidarios de mantener durante las primeras 3 semanas de postoperatorio una férula nocturna con la muñeca en posición neutra, para comodidad del paciente. Se mantendrá un reposo relativo hasta pasado un mes, pudiéndose incorporar en ese momento a su actividad laboral sin elevar pesos de más de 1 kg. Al mes y medio o dos meses se levantarán las restricciones.

¿Cómo realizar la liberación endoscópica?

Las técnicas **endoscópicas** de liberación del túnel carpiano fueron introducidas para disminuir la longitud de la incisión y con ello las posibles molestias postoperatorias de la misma, como el dolor o las cicatrizaciones aberrantes. Se ha descrito diversas técnicas, de las cuales las más conocidas son la de dos portales de Chow y la de portal único de Agee. Los cirujanos que abogan por una apertura endoscópica del túnel carpiano también defienden la realización de cursos especializados en cadáveres antes de realizar apertura endoscópica del túnel carpiano.

¿Cómo realizar la liberación endoscópica de dos portales?

En la técnica **endoscópica de dos portales** de Chow, bajo anestesia local similar a la realizada en la técnica abierta, con la precaución de anestesiar correctamente los portales de entrada y salida, se realizan las incisiones proximal y distal. La incisión proximal (de entrada) se realiza en "Z", 1.5 cm en dirección transversal sobre el pliegue distal de la muñeca, desde el polo proximal del pisiforme hacia radial; continuando proximalmente a lo largo de 0.5 cm, y luego de nuevo en dirección radial durante 1 cm. La incisión distal (de salida) se realiza en dirección transversal y con una longitud de 0.5 cm, siendo su localización 1 cm proximal en el recorrido de la bisectriz del ángulo formado por la 3ª comisura y el pulgar en completa abducción. El disector o sonda acanalada se introduce desde la incisión proximal a la distal justo profundo al ligamento transverso del carpo, colocando finalmente la muñeca y los dedos en hiperextensión. Se introduce el endoscopio por la sonda acanalada desde proximal a distal, se realiza la liberación del límite distal del ligamento con un bisturí de prueba, la sección de la zona media del ligamento con un bisturí triangular y ambas incisiones se unen con un bisturí retrógrado. A continuación, se introduce el endoscopio por la apertura distal y se emplea el bisturí de prueba para liberar el extremo proximal del ligamento y el bisturí retrógrado para unir esta incisión con la de la zona media ya realizada previamente con el bisturí triangular. Finalmente, se retiran los dispositivos y se cierran ambas heridas.

¿Cómo realizar la liberación endoscópica de portal único?

La técnica **endoscópica de portal único** de Agee, se puede desarrollar también bajo anestesia local. Se traza una incisión transversa de 2-3 cm en el pliegue de flexión distal de la muñeca, entre el palmar largo y el flexor cubital del carpo. Se diseca un colgajo de fascia superficial del antebrazo para acceder a su superficie profunda e introducir un probador desde el extremo proximal del ligamento transverso del carpo hacia distal. Alcanzado el límite distal del ligamento, se eleva la hoja de bisturí y se retira hacia proximal abriendo a su paso todo el ligamento. Con unas tijeras de tenotomía, se libera la fascia del antebrazo proximal a la incisión. Finalmente se cierra la herida.

Los cuidados postoperatorios de las técnicas endoscópicas son los mismos que los de la técnica abierta.

¿Qué pronóstico esperamos del tratamiento de túnel carpiano?

El manejo no quirúrgico ha demostrado aliviar el cuadro del síndrome de túnel carpiano a corto plazo, y no existen estudios a largo plazo, puesto que éstos están enfocados habitualmente al tratamiento quirúrgico. Del mismo modo que los pacientes que mejoran con técnicas no quirúrgicas suelen ser buenos candidatos quirúrgicos; está demostrado que los síntomas severos y de corta evolución en el STC sugieren un buen candidato quirúrgico, por alcanzar habitualmente buenos resultados con esta técnica. El dolor asociado al STC suele resolverse tras la cirugía independientemente del estadio evolutivo de la neuropatía; sin embargo, la atrofia tenar y la anestesia completa, que indican un estadio avanzado, no suelen hacerlo. Además, los pacientes deben ser informados de que, aunque el adormecimiento se alivie en su mayor parte y en la mayoría de los casos durante casi todo el tiempo, la resolución del mismo no es infalible y puede demorarse incluso meses. De hecho, un paciente con adormecimiento constante y prolongado en el tiempo presenta menor probabilidad de recuperar una sensibilidad normal. La cirugía también puede ayudar a aliviar el dolor de brazo, codo y antebrazo asociado al adormecimiento. Aunque no hay demasiados estudios al respecto, la liberación del túnel carpiano en pacientes diabéticos y mayores suele ser menos efectiva. A pesar de todo, los resultados de la liberación del STC son **excelentes** en cuanto a la satisfacción de los pacientes, la resolución de los síntomas y la mejoría funcional, observada por los estudios en torno a un 94% de pacientes.

¿Qué complicaciones cabe esperar tras la liberación quirúrgica del túnel carpiano?

Aunque la liberación del túnel carpiano suele ser una técnica **segura**, es un procedimiento quirúrgico y no queda exenta de poder conllevar complicaciones como: lesión del nervio mediano o sus ramas recurrente motora y cutánea palmar, lesión de la arcada arterial palmar superficial, *pillar pain*, cicatrización hipertrófica, infección, hematoma, liberación incompleta del ligamento transverso del carpo, adherencias tendinosas, rigidez articular y recurrencia. El término *pillar pain*, del inglés, hace referencia a dolor en las inserciones osteoligamentosas del retináculo flexor o ligamento transverso del carpo (eminencias tenar e hipotenar), que en ocasiones surge tras la liberación del mismo en pacientes con STC; de etiología desconocida, pero que parece asociado al realineamiento de los huesos del carpo. La complicación más frecuente en la técnica abierta es precisamente el *pillar pain* (25%), seguida de la lesión de la rama cutánea palmar del nervio mediano. La complicación más frecuente en la técnica endoscópica es la liberación incompleta del ligamento transverso del carpo. La recurrencia de los síntomas se da en un 20% de casos y la revisión quirúrgica, mediante liberación completa del ligamento, injerto nervioso o neurolisis con transposición grasa, transferencia muscular o cobertura con vena, generalmente da resultados menos favorables.

¿Cómo interpretar la recurrencia de síntomas?

La cirugía secundaria del STC recurrente se convierte muchas veces en un auténtico reto, presentándose en muchas ocasiones con un importante componente de dolor neuropático. Los estudios electrodiagnósticos no son muy útiles, puesto que incluso los pacientes con cirugía exitosa del túnel carpiano conservan cambios eléctricos persistentes. Clasificaremos y abordaremos las causas de cirugía secundaria en tres grupos: persistencia de síntomas, reaparición de síntomas a partir de 6 meses de mejoría, y aparición de sintomatología diferente.

Las dos causas más frecuentes de inefectividad de la descompresión quirúrgica en el STC con persistencia de la sintomatología desde el principio son: una escasa apertura del ligamento transverso del carpo o un error diagnóstico. Para evitar la liberación incompleta, debemos atender especialmente a los extremos del ligamento. El test de Phalen será positivo, sin mostrar signos de neuropatía a otros niveles del recorrido nervioso, y el estudio electrodiagnóstico será poco relevante, como hemos dicho en el párrafo anterior. En caso de error diagnóstico, puede tratarse de una compresión proximal (hernia discal, síndrome del pronador, síndrome del nervio interóseo anterior o compresiones excepcionales por estructuras como el ligamento de Struthers, el ligamento bicipital, el músculo de Gantzer o un flexor largo del pulgar accesorio), o de una neuropatía sensitiva refractaria a descompresión. En este caso, recordar que los síntomas sensitivos en el dorso de los tres primeros dedos no suele responder al tratamiento quirúrgico del STC.

En el caso de reaparición de los síntomas tras un periodo de al menos 6 meses de mejoría, la causa más frecuente es el desarrollo de una neuritis del nervio mediano secundaria a la retracción cicatricial. Esto puede ser debido a un trazado de la incisión sobre el recorrido del nervio. Al igual que en la descompresión incompleta, se presentará un test de Phalen positivo y ausencia de otro punto de neuropatía compresiva en el trayecto del mediano. El fascículo más superficial, como se explicó en la fisiopatología del STC, es el que inerva la sensibilidad de la tercera comisura interdigital (caras cubital del tercero y radial del cuarto dedo), por lo que es la zona más frecuentemente afectada por un re-atrapamiento cicatricial.

Los pacientes que acuden a consulta con una sintomatología diferente suelen aquejar un intenso dolor. El síndrome de dolor regional complejo es poco frecuente tras la descompresión de túnel carpiano; sin embargo, sí es más común una posible lesión del nervio mediano o de su rama sensitiva cutánea palmar. Llevando a cabo la exploración del signo de Tinel, encontraremos parestesia dolorosa en la metámera del mediano o de la rama afecta. Si se percute justo sobre la lesión, puede ser tan doloroso que el paciente no pueda discriminar la zona inervada por el fascículo lesionado. Igual que sucede en la afectación por la retracción cicatricial, la zona más frecuentemente afectada por una lesión son los fascículos más superficiales del nervio mediano, los que inervan las caras cubital del tercero y radial del cuarto dedo.

¿Cómo tratar la recurrencia de síntomas?

Para el tratamiento del síndrome de túnel carpiano recurrente, el tratamiento fisioterapéutico puede ser útil en la disminución del dolor o el aumento del rango de movimiento y de la fuerza. El dolor neuropático puede ser tratado con psicotropos como la gabapentina o la nortriptilina. Sin embargo, en los casos de lesión nerviosa, el tratamiento no quirúrgico será inútil; por lo que en éstos y en los pacientes con una clínica persistente típica de STC, se recomienda la revisión quirúrgica.

Para proceder a una revisión quirúrgica, se realizará una incisión bastante cubital al pliegue tenar, sin atender a la incisión previa, superando además a ésta en los extremos proximal y distal. Tras la identificación proximal del nervio mediano, se diseca distalmente, puesto que suele estar adherido al ligamento transverso del carpo. Se practicará una microneurolisis interna en todas las recurrencias, pero nunca en los casos primarios. Además, se realiza una epineurotomía longitudinal y circunferencial, para liberar la tensión del nervio que se produce en las mismas dos direcciones.

En las cirugías secundarias del STC es común cubrir el nervio con grasa o con un colgajo graso de la zona hipotenar. Menos frecuentemente se utiliza un colgajo de abductor del meñique como cobertura. Del mismo modo, también se puede emplear productos antiadherentes propios para la cirugía de liberación nerviosa. En caso de lesión del nervio digital común del tercer espacio, puede realizarse transferencia terminolateral al nervio digital común del segundo espacio. En caso de lesión de la rama cutánea palmar o de un fascículo del nervio mediano, podemos realizar la neurolisis y disección proximal del fascículo dañado y transponerlo a un nivel proximal del tronco del mediano, especialmente a nivel de los vientres de los flexores digitales superficial y profundo.

Tras dos intervenciones de descompresión quirúrgica fallidas en un paciente con déficit motor, se debe considerar otra técnica como un injerto nervioso o una transferencia nerviosa o tendinosa. En caso de que el dolor sea el principal problema, podemos utilizar un estimulador de nervio periférico o un estimulador de columna dorsal.

Bibliografía

1. Agarwal V, Singh R, Sachdev A, Wiclaff, Shekhar S, Goel D. A prospective study of the long-term efficacy of local methyl prednisolone acetate injection in the management of mild carpal tunnel syndrome. Rheumatology (Oxford). 2005 May;44(5):647-50.
2. Andreu JL, Ly-Pen D, Millán I, de Blas G, Sánchez-Olaso A. Local injection versus surgery in carpal tunnel syndrome: neurophysiologic outcomes of a randomized clinical trial. Clin Neurophysiol. 2014 Jul;125(7):1479-84.
3. Bebbington E, Furniss D. Linear regression analysis of Hospital Episode Statistics predicts a large increase in demand for elective hand surgery in England. J Plast Reconstr Aesthet Surg. 2015 Feb;68(2):243-51.
4. Chang CW, Wang YC, Chang KF. A practical electrophysiological guide for non-surgical and surgical treatment of carpal tunnel syndrome. J Hand Surg Eur Vol. 2008 Feb;33(1):32–7.
5. Chrysopoulo MT, Greenberg JA, Kleinman WB The hipothenar fat pad transposition flap: a modified surgical technique. Tech Hand Up Extrem surg. 2006 Sept;10(3):150-6.
6. Dreano T, Albert J-D, Marin F, Sauleau P. Syndrome du canal carpien. En: Encyclopédie médico-chirurgicale, Techniques chirurgicales – Orthopédie – Traumatologie. Appareil locomoteur. Paris: Elsevier Masson SAS; 2011. p.1-8
7. Green DP, Hotchkiss RN, Pederson WC, Wolfe SW. Green's operative hand surgery. 5 ed. New York: Elsevier; 2007.
8. Huisstede BM, Fridén J, Coert JH, Hoogvliet P; European HANDGUIDE Group. Carpal tunnel syndrome: hand surgeons, hand therapists, and physical medicine and rehabilitation physicians agree on a multidisciplinary treatment guideline—results from the European HANDGUIDE Study. Arch Phys Med Rehabil. 2014 Dec;95(12):2253-63.
9. Ibrahim I, Khan WS, Goddard N, Smitham P. Carpal tunnel syndrome: a review of the recent literature. Open Orthop J. 2012;6:69-76.
10. Jablecki CK, Andary MT, Floeter MK, Miller RG, Quartly CA, Vennix MJ, et al. Practice parameter: Electrodiagnostic studies in carpal tunnel syndrome. Report of the American Association of the Electrodiagnostic Medicine, American Academy of Neurology and the American Academy of Physical Medicine and Rehabilitation. Neurology. 2002 Jun 11;58(11):1589-92.
11. Lalonde DH. Evidence-based medicine: Carpal tunnel syndrome. Plast Reconstr Surg. 2014 May;133(5):1234-40.
12. Loick J, Joosten U, Lücke R. Implantation of oxidized, regenerated cellulose for prevention of recurrence in surgical therapy of carpal tunnel syndrome. Handchir Mikrochir Plast Chir. 1997 Jul;29(4):209-13.
13. Maggard MA, Harness NG, Chang WT, Parikh JA, Asch SM, Nuckols TK, Carpal Tunnel

Quality Group. Indications for Performing Carpal Tunnel Surgery: Clinical Quality Measures. Plast. Reconstr. Surg. 2010 Jul;126(1):169-79.

14. Michelotti B, Romanowsky D, Hauck RM. Prospective, randomized evaluation of endoscopic versus open carpal tunnel release in bilateral carpal tunnel syndrome: an interim analysis. Ann Plast Surg. 2014 Dec;73 Suppl 2:S157-60.

15. Rodriguez D, García MC, Mena JM, Silió F, Maqueda J. Directrices para la decisión clínica en enfermedades profesionales: enfermedades profesionales relacionadas con los trastornos musculoesqueléticos: síndrome de túnel carpiano. [Internet] Madrid: Instituto Nacional de Seguridad e Higiene en el trabajo; 2012 [citado 1 May 2015]. Disponible en: http://www.insht.es/MusculoEsqueleticos/Contenidos/Ficheros/Ficha%2011%20Tunel%20del%20carpo%20ENTREGADA%20ORTO+AEEMT+SEMFYC.pdf

16. Moreel P, Dumontier C. Chirurgie des síndromes canalaires du poignet. En: Encyclopédie médico-chirurgicale, Techniques chirurgicales – Orthopédie – Traumatologie. Paris: Elsevier Masson SAS; 2007. p.1-12.

17. Murthy PG, Goljan P, Mendez G, Jacoby SM, Shin EK, Osterman AL. Mini-open versus extended open release for severe carpal tunnel syndrome. Hand (N Y). 2015 Mar;10(1):34-39.

18. Neligan PC. Plastic surgery. 3 ed. New York: Elsevier; 2012.

19. Padua L, LoMonaco M, Gregori B, Valente EM, Padua R, Tonali P. Neurophysiological classification and sensitivity in 500 carpal tunnel syndrome hands. Acta Neurol Scand 1997 Oct;96:211-7.

20. Sandin KJ, Asch SM, Jablecki CK, Kilmer DD, Nuckols TK, Carpal Tunnel Quality Group. Clinical quality measures for electrodiagnosis in suspected carpal tunnel syndrome. Muscle Nerve. 2010 Apr;41(4):444-52.

21. Sheu JJ, Yuan RY, Chiou HY, Hu CJ, Chen WT. Segmental study of the median nerve versus comparative tests in the diagnosis of mild carpal tunnel syndrome. Clin Neurophysiol. 2006 Jun;117(6):1249–55.

22. Tang DT, Barbour JR, Davidge KM, Yee A, Mackinnon SE. Nerve entrapment: update. Plast Reconstr Surg. 2015 Jan;135(1):199-215.

23. Urbaniak JR, Rowan PR. The hypothenar fat flap for revision carpal tunnel surgery. Tech Hand Up Extrem Surg 1999 Dec;3(4):265-8.

www.ingramcontent.com/pod-product-compliance
Lightning Source LLC
Chambersburg PA
CBHW080620180526
45168CB00007B/2999